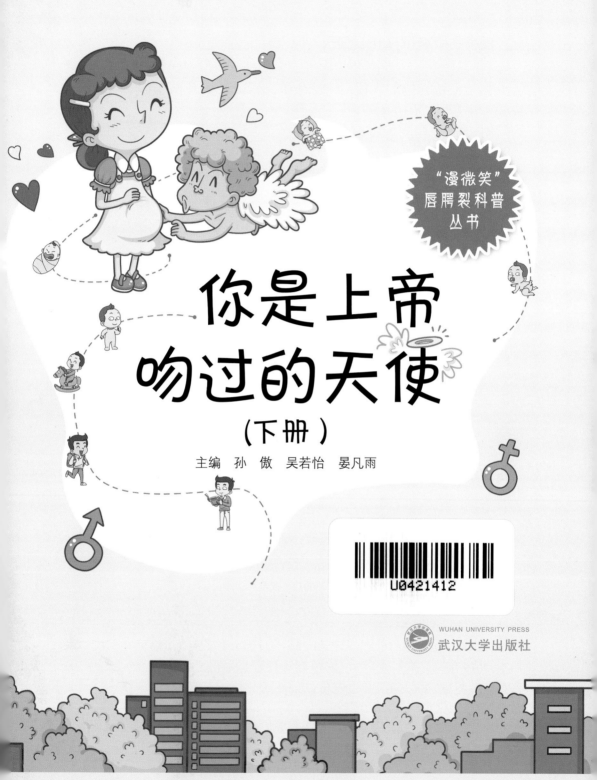

图书在版编目(CIP)数据

　　你是上帝吻过的天使.下册/孙傲,吴若怡,晏凡雨主编.—武汉:武汉大学出版社,2019.4
　　"漫微笑"唇腭裂科普丛书
　　ISBN 978-7-307-20636-6

　　Ⅰ.你…　Ⅱ.①孙…　②吴…　③晏…　Ⅲ.唇裂—普及读物
Ⅳ.R782.2-49

中国版本图书馆 CIP 数据核字(2018)第 264012 号

责任编辑:詹　蜜　　　责任校对:李孟潇　　　版式设计:汪冰滢

出版发行:武汉大学出版社　　(430072　武昌　珞珈山)
　　　　　(电子邮箱:cbs22@whu.edu.cn　网址:www.wdp.com.cn)
印刷:武汉精一佳印刷有限公司
开本:720×1000　1/16　印张:4.25　字数:51 千字　插页:1
版次:2019 年 4 月第 1 版　　2019 年 4 月第 1 次印刷
ISBN 978-7-307-20636-6　　定价:28.00 元

版权所有,不得翻印;凡购我社的图书,如有质量问题,请与当地图书销售部门联系调换。

《你是上帝吻过的天使》编委会

顾　　问：傅豫川
指导老师：凌　晨
主　　编：孙　傲　吴若怡　晏凡雨
编　　辑：杨凤姣　陈　硕　朱嘉康
　　　　　鲁婷玮　陈　沁　邓　舒
　　　　　钟　辉

作者简介

武汉大学 Smile 服务队，由一群热爱唇腭裂公益的医学生及语音心理工作者组成。团队服务内容包括唇腭裂科普、患者语音心理治疗，希望有一天"中国不再有未接受治疗的唇腭裂儿童"。

"漫微笑"唇腭裂科普漫画项目是团队作品之一，曾获第三届中国青年志愿服务项目大赛金奖、第十一届中国青年志愿者优秀项目奖等。

本书以轻松诙谐的文字讲述了一个个唇腭裂家庭关心的、需要了解的小知识。希望本书能在患儿成长的日子里贴心陪伴。

前 言

"知道她是唇裂的时候,我觉得是从天上掉到地下,心里拔凉拔凉的。"这是大多数唇腭裂患儿家庭刚刚得知宝宝患有唇腭裂的普遍反应。在我国,每 550 个人当中就有一名唇腭裂患者,在中西部比例更高、基数更大。武汉大学口腔医学院常年开展各类志愿活动。完整的唇腭裂序列治疗涵盖从出生到成年的手术、心理、语音治疗等多个阶段,这是一个漫长的过程。在活动过程中,志愿者们注意到唇腭裂这样一个群体,手术治疗仅能解决其面部的缺陷,而在后期心理及语音方面的介入却不甚完善。

基于这种现实考虑,2013 年,武汉大学口腔医学院本科生组建了武汉大学 Smile 服务队,希望通过口腔医学院学生的力量去改善唇腭裂患儿的现状。我很荣幸能担任武汉大学 Smile 服务队的指导老师,和这群满腔热情的医学生们一起为改善唇腭裂事业而奋斗。

武汉大学 Smile 服务队在针对唇腭裂家庭的服务及调研中发现,许多唇腭裂患儿家长对该病缺乏常识,又受限于地域和医疗等条件,错过有效的治疗时机,从而影响孩子们的健康成长。那么,如何能以通俗易懂的方式让更多的唇腭裂家庭了解唇腭裂及唇腭裂治疗的知识呢?武汉大学 Smile 服务队的负责人孙傲同学以及项目部长吴若怡同学向我建议,为唇腭裂家庭编写一本通俗易懂的科普漫画。经过调研，大多数唇腭裂家庭表示十分需要这种形式的书籍。

就这样，"漫微笑"项目应运而生。从小小的漫画组，到以"编辑—画师—专家顾问"形式运作的漫画项目部；从收集数据的前期调研，到后期整理分析的精确报告；从粗糙的黑白线稿，到内容严谨、设计精美的国内首本唇腭裂科普漫画。其中凝聚的，是所有的志愿者和专家老师不忘初心只为奉献的一腔热血。

与武汉大学 Smile 服务队携手走过三年多的岁月，从武汉大学首届公益大赛一等奖，到湖北省公益项目大赛金奖，再到第三届中国青年志愿服务项目大赛金奖，"漫微笑"经历过四次大改，两次全国性调研及试投放。我见证着这个项目的从无到有，看着它从一个富有生命力的萌芽逐渐长成一棵绿意盈盈的小树，未来我也会陪着它成为参天大树，惠及更多的唇腭裂家庭。

感谢一路以来对该项目提供专业指导的各位老师，他们是武汉大学口腔医学院傅豫川、台保军、黄翠、万启龙、陈曦、袁文均、陈慧兰；西安交通大学附属口腔医院马思维。

授之以鱼不如授之以渔。希望这本凝聚着武汉大学口腔医学院师生心血的科普漫画，能成为一把钥匙，开启唇腭裂服务一体式链条的新形式，让家长们了解到更专业的唇腭裂知识，接触并参与相关治疗活动，实现中国不再有未接受治疗的唇腭裂儿童的目标。

武汉大学 Smile 服务队指导老师

凌　晨

目 录

15	什么是腭咽闭合?	01
16	为什么要进行语音评估?	06
17	如何进行语音训练?	10
18	唇腭裂患者出现反𬌗应该怎么办?	15
19	什么是牙槽突裂植骨术?	21
20	唇腭裂患者的正畸治疗	27
21	唇鼻畸形二期整复术的时机	32
22	青春期唇腭裂患者的心理特点与需求	38
23	是不是所有唇腭裂患者都需要做正颌手术?	44
24	如何面对唇腭裂的治疗效果?	49
结语: 爸爸妈妈,我想对你们说		55

15　什么是腭咽闭合？

📖 前情提要：康康四岁了，已经能和爸爸妈妈流利地进行交流了。但笑笑妈妈总是觉得不满意，为什么康康某些发音不清呢？

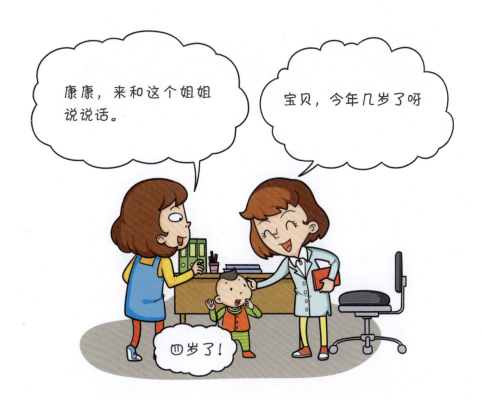

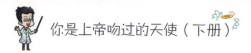

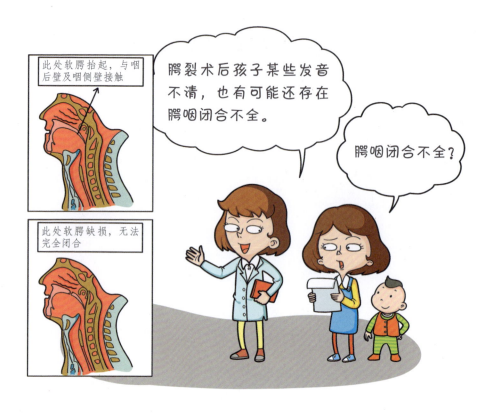

知识卡片

人在讲话的时候口腔内有一块重要的区域在产生作用，这个作用叫腭咽闭合，在发音时这个区域像阀门一样的打开或关闭，声音在口腔或是口、鼻腔内发生共鸣。

15　什么是腭咽闭合？

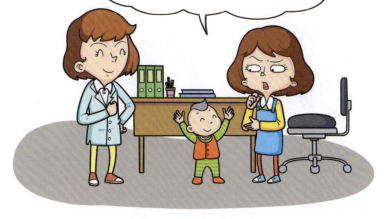

所以当腭咽闭合不全时，气体就会从鼻子里漏出去啊！怪不得康康某些发音不清。

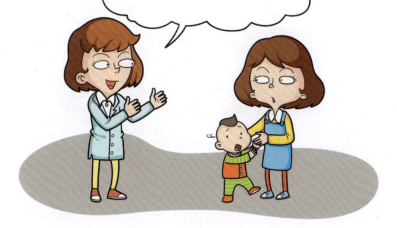

腭咽闭合不全治疗的手段主要是手术。

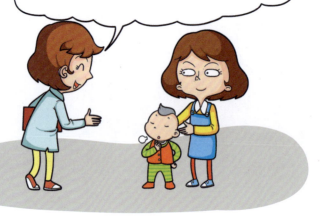
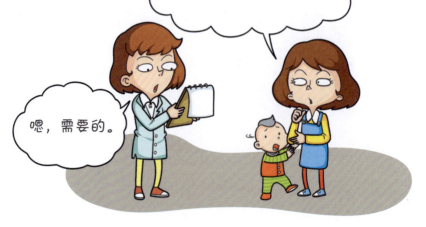

15 什么是腭咽闭合？

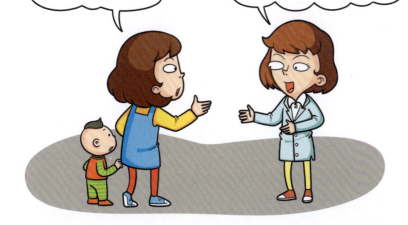

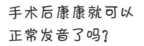

正常人在发爆破音与摩擦音时，软腭及悬雍垂上抬、后移，触及咽后壁及咽侧壁形成腭咽闭合，将口腔与鼻腔分隔开，让气体存在口中，发出正确的没有鼻音的爆破音与摩擦音。

腭裂术后的孩子如存在腭咽闭合不全，在发爆破音与摩擦音时，会发出过重的鼻音。

本章编剧：杨凤姣

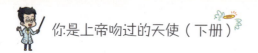

16　为什么要进行语音评估？

📖 前情提要：笑笑带着康康又来找语音师姐姐了，听说今天要做语音评估……

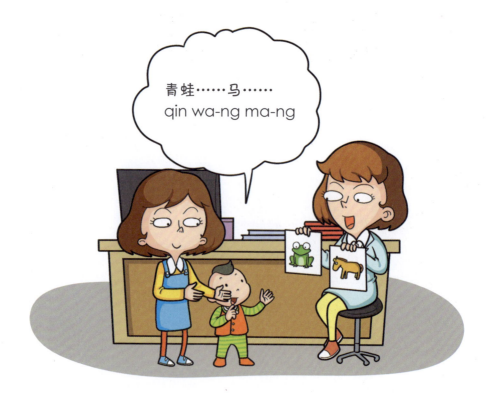

16 为什么要进行语音评估?

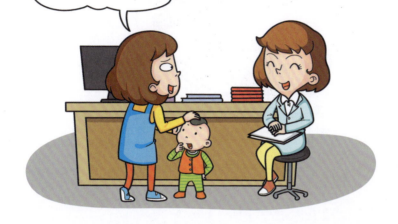

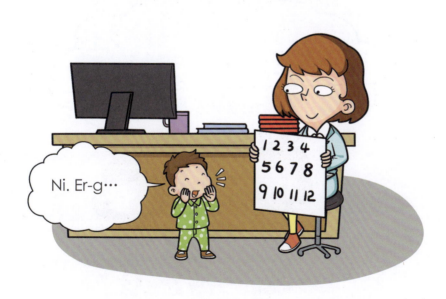

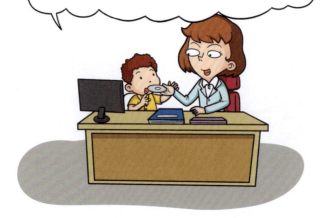

虽然孩子的腭裂修补手术非常成功,但其腭咽闭合功能可能并未完全恢复,所以我们可以看到因为腭咽闭合不全导致孩子鼻漏气。

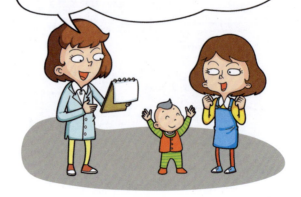

在腭裂术半年后的初次复诊中,我们会和外科医生初步评估腭裂的手术效果,通过语音评估判断是否需要进一步的语音训练。

16 为什么要进行语音评估？

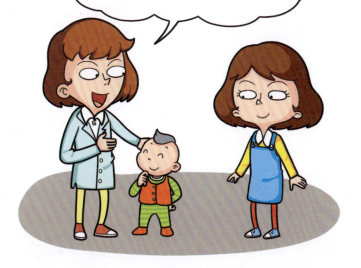

其实康康腭裂术后恢复得很不错，但是对局部器官进行手术矫正后，除了外观的改变，我们更注重发音功能是否正常。

知识卡片

　　语音评估主要是由专业的、接受过训练的语音治疗师进行语音判听并观察儿童的言语和行为表现。在这个过程中，需要使用评估工具。评估工具是经过科学设计的一系列图片或表格。治疗师在和小朋友的互动中评估孩子自然状态下的发音，并了解其对话时的语音和语言表现，整个过程需要录音和实时记录。此外，还要常规检查小朋友口腔并向父母询问其生长发育史、疾病史和治疗史。

本章编剧：杨凤姣

17 如何进行语音训练?

前情提要：妈妈要带着康康去做语音训练了，让我们来看看在语音训练课上他们都做了些什么？

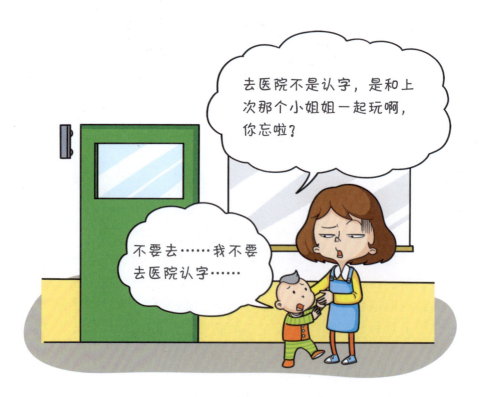

17 如何进行语音训练?

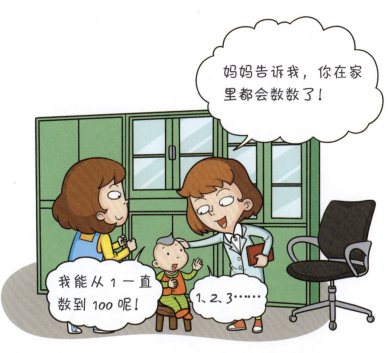

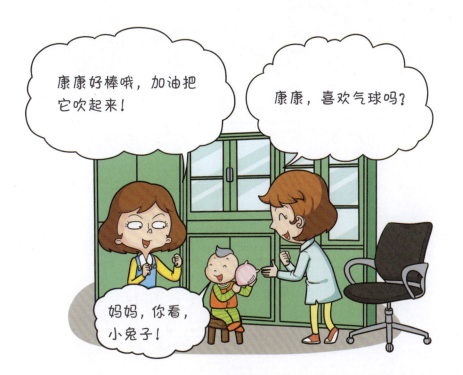

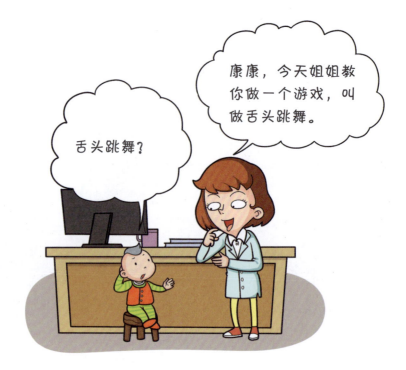
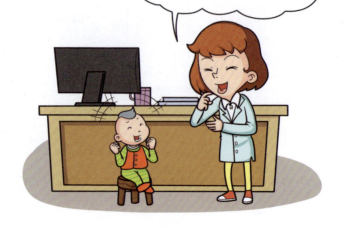

17 如何进行语音训练?

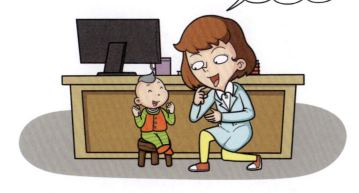

康康在家里也可以经常做做舌头跳舞!

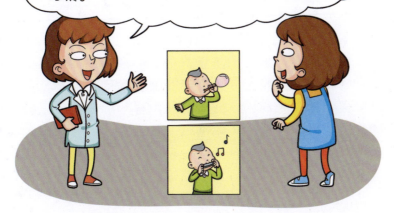

在家中可以训练孩子用吸管杯吹泡泡、吹口琴或是吹气球,经常地练练舌头跳舞。这些都能有效地训练腭咽闭合,改善错误鼻音的习惯。

注释:舌头跳舞即舌操,是一种用于训练舌功能的舌部运动。

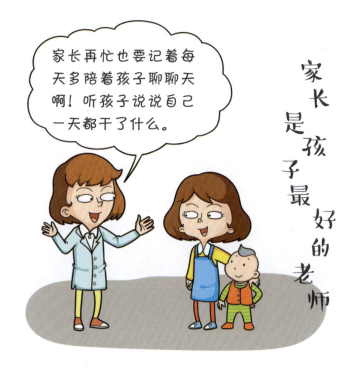

知识卡片

在孩子接受语音治疗的过程中,家长的积极参与是非常重要的。建议家长在旁听语音治疗课时记录笔记,手写笔记一目了然,有重点,能成为效率更高的家庭作业指导内容。记录的内容包括:治疗师的目标音以及目标音的提示方法、治疗师课堂结束前给孩子布置的家庭作业等。家长应该为孩子准备家庭作业本,每次的作业内容应该包括:时间、家庭作业的内容、标记(正确的标记和错误的标记)以及奖励物(贴贴纸、孩子喜欢的图画或是奖励孩子的一件事情)。语言治疗师通过家庭作业本,可以了解孩子家庭训练的内容和效果,并依此调整治疗方案,提高语言治疗效力。

本章编剧:杨凤姣

18 唇腭裂患者出现反殆应该怎么办？

前情提要：美食对很多小朋友来说都是拒绝不了的诱惑，可是这到了四岁大的康康身上却变成了一件苦恼的事，这是怎么回事呢？

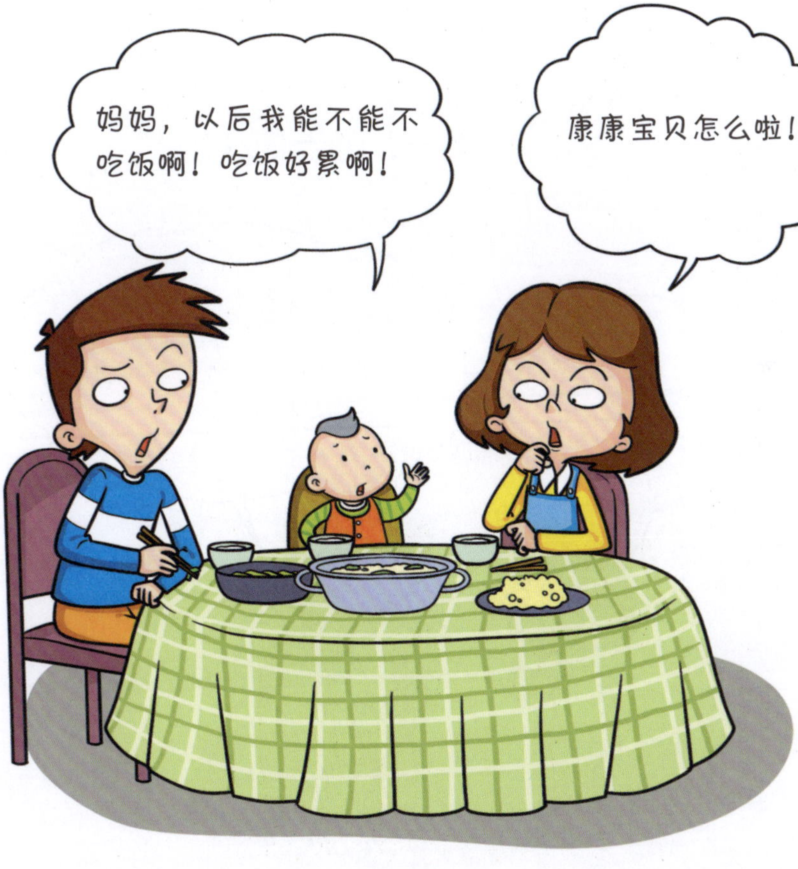
妈妈，以后我能不能不吃饭啊！吃饭好累啊！
康康宝贝怎么啦！

你是上帝吻过的天使（下册）

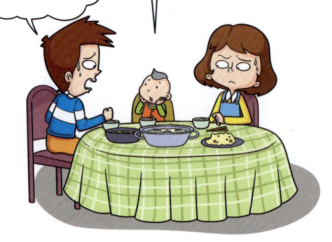

这是怎么了？张开嘴让爸爸看看！

就是每次吃饭的时候脸都很疼！

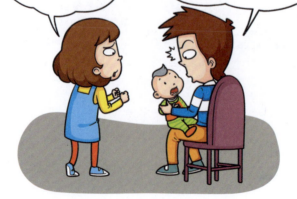

怎么了？

可能是反骀导致的。我之前在王医生办公室听他说过类似情况。

18 唇腭裂患者出现反𬌗应该怎么办？

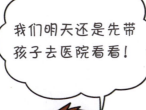

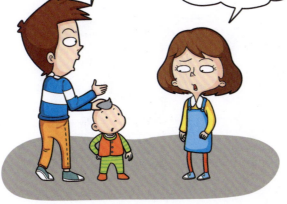

第二天

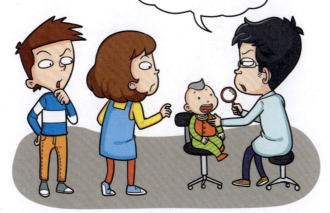

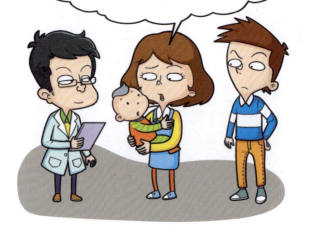
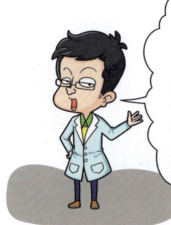

18 唇腭裂患者出现反殆应该怎么办？

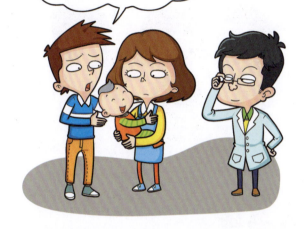

我知道你是怕孩子受两次苦，但是医生肯定也是为孩子啊！

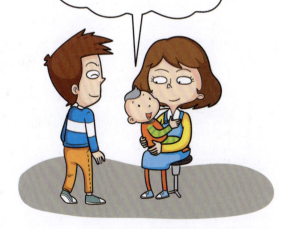

妈妈我不怕疼的！你放心，我是男子汉啦！

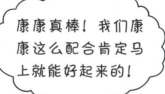

康康真棒！我们康康这么配合肯定马上就能好起来的！

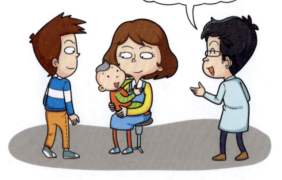

知识卡片

唇腭裂患儿出现反𬌗（俗称"地包天"）的几率很高，反𬌗会引起消化不良或胃肠疾病、面部肌肉容易疲劳、张闭口时颞下颌关节发出弹响声并伴有疼痛感等现象，还影响孩子的发音。因此，对于出现了反𬌗、开𬌗等面颌关系失调的学龄前期患儿，家长应尽早带孩子前往正畸科就诊。反𬌗虽然可能复发，但我们支持早期干预，一般是4岁后即可进行。反𬌗矫正进行越早，患者及家长配合度越高，后期效果越佳，成年后需进行正颌手术的可能性越小。

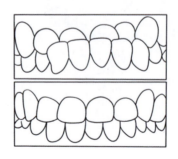

19 什么是牙槽突裂植骨术?

📖 前情提要：经过和医生预约后，妈妈带九岁的康康去找王医生咨询有关牙槽突裂植骨术的问题。

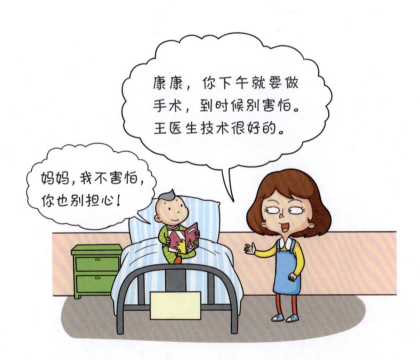

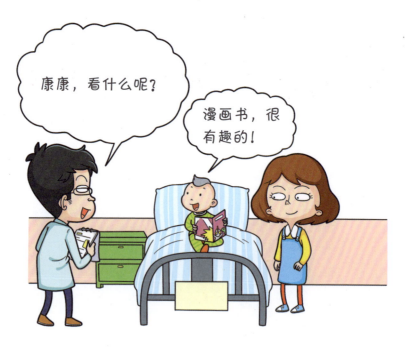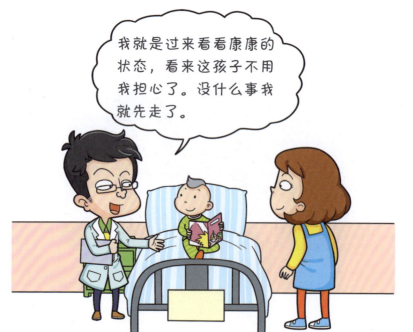

19 什么是牙槽突裂植骨术？

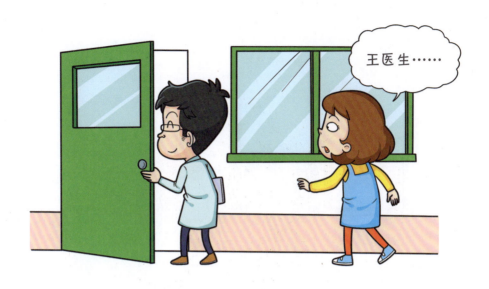

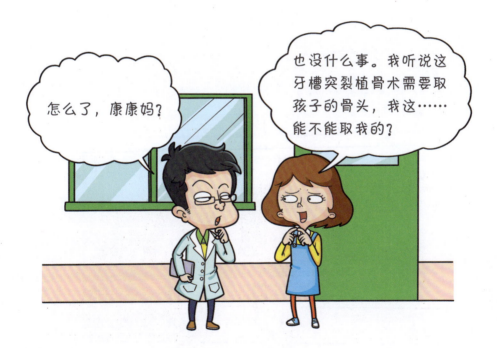

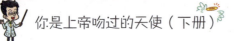
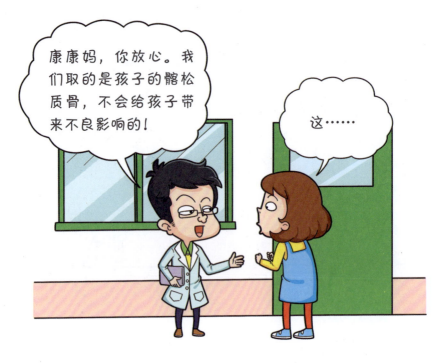
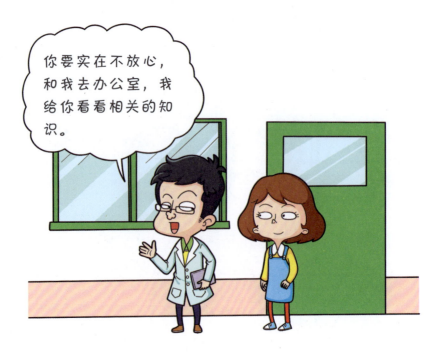

19 什么是牙槽突裂植骨术？

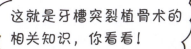

这就是牙槽突裂植骨术的相关知识，你看看！

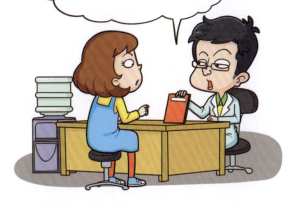

用于牙槽突裂植骨修复的髂骨取骨术是一项比较安全的手术。首先，髂骨自身有非常强的再生能力，挖取的骨松质很快就会自然形成，不会造成髂骨的缺损畸形，也不会影响髂骨的造血机能。其次，髂骨取骨手术创面比较隐蔽，对外观影响甚微，对孩子的活动影响也不大。通常术后第二天就能下地行走，术后一个月左右孩子已能行动如常。

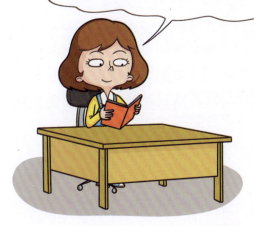

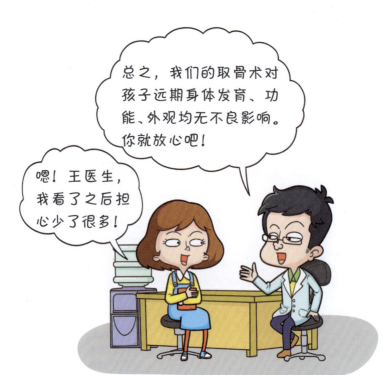

知识卡片

牙槽突裂是唇腭裂患者中的常见畸形，其存在会引起咬合关系紊乱、邻近切牙畸形、鼻翼塌陷和语音功能障碍等现象。因此，牙槽突裂植骨修复在唇腭裂序列治疗中具有重要意义，是后续唇腭裂牙颌治疗的基础。只有先行牙槽突裂植骨修复后，才能有完善的正畸治疗效果，正颌外科手术的效果才能更稳定，二期鼻整形才会更加对称。此外，牙槽突裂植骨修复，也是彻底关闭口鼻腔瘘（口鼻腔瘘，是位于口腔或鼻腔的瘘管，即口腔或鼻腔有不正常的缺损且形成管道）的有效保证。家长应在孩子9~11岁时前来就诊。

本章编剧：陈硕

20　唇腭裂患者的正畸治疗

📖 前情提要：几天前，王医生打电话让笑笑带康康去医院做检查。星期日，笑笑便带着康康来到了医院……

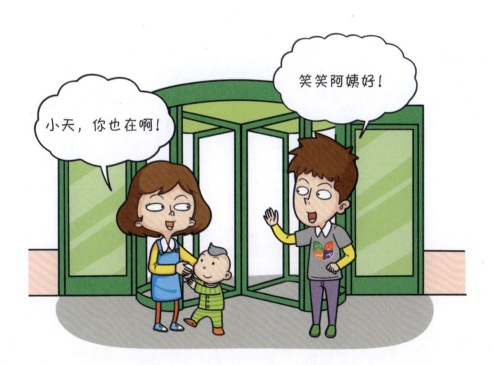

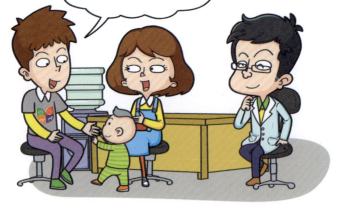
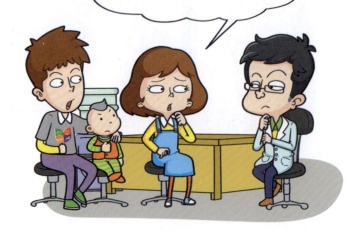

20 唇腭裂患者的正畸治疗

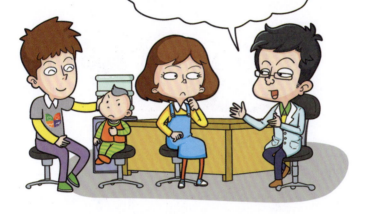

这次叫你们来检查就是为了这事，我估摸着康康也需要做正畸了。

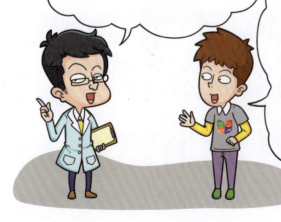

很多唇腭裂的孩子在6~12岁都会出现类似的情况，这时候就需要接受相应的正畸治疗。

这是为了促进上颌骨的生长，同时为牙槽突裂植骨术的进行做准备。王医生，对吧？

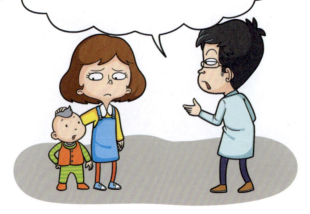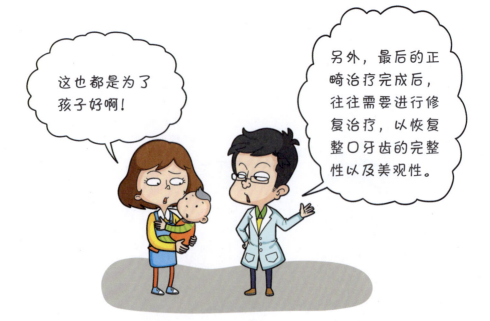

20　唇腭裂患者的正畸治疗

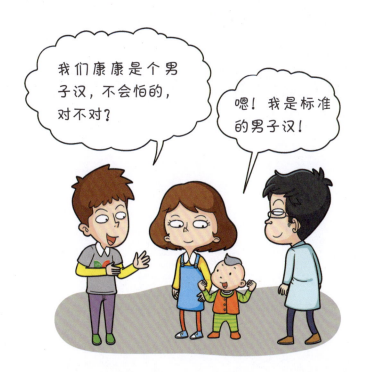

知识卡片

　　唇腭裂患者多存在先天缺牙、牙弓狭窄（指容纳牙齿的牙槽骨过小过窄，容易导致牙齿排列拥挤）、骨缺损的现象。为了恢复正常的牙列形态，唇腭裂患者需要进行多次的正畸治疗。主要有混合牙列期的正畸治疗、牙槽突裂植骨的术前正畸治疗、牙槽突裂植骨后的正畸治疗和恒牙列期的正畸治疗。在这些时期，家长应该带孩子去医院进行检查，遵从医生的建议进行治疗，方能获得更好的效果。

本章编剧：陈硕

21　唇鼻畸形二期整复术的时机

前情提要：眼看康康就要上小学了，妈妈担心康康一直戴着鼻模会被同学嘲笑，便到王医生那寻求帮助。

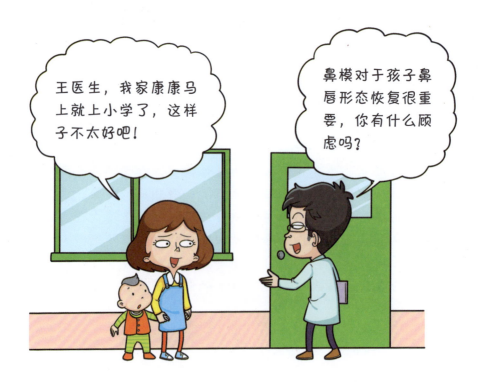

21 唇鼻畸形二期整复术的时机

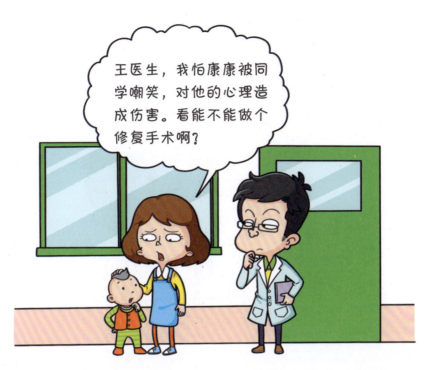

王医生,我怕康康被同学嘲笑,对他的心理造成伤害。看能不能做个修复手术啊?

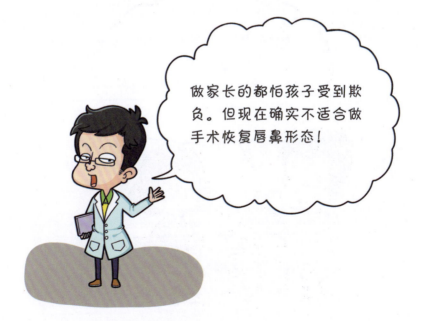

做家长的都怕孩子受到欺负。但现在确实不适合做手术恢复唇鼻形态!

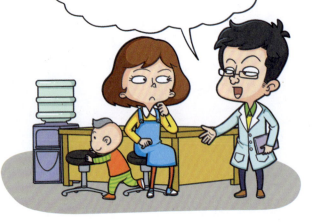

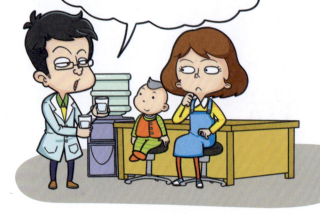

21 唇鼻畸形二期整复术的时机

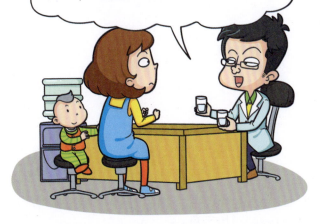

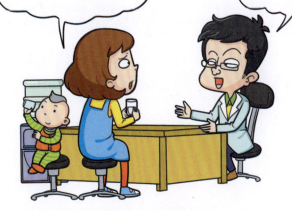

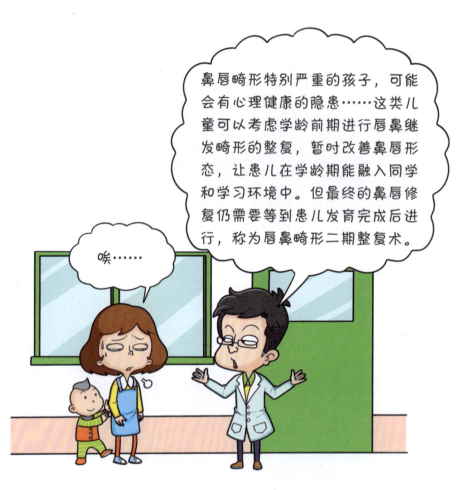

21 唇鼻畸形二期整复术的时机

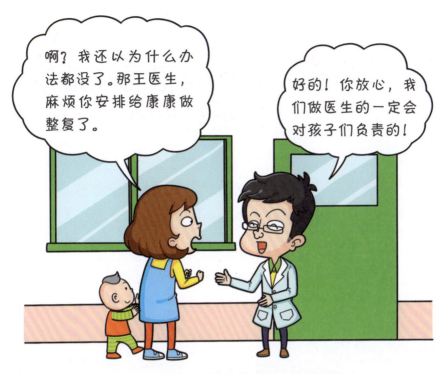

知识卡片

　　原则上唇鼻畸形二期整复的时机应是等患者生长发育完成，并且牙颌畸形通过系列治疗结束之后进行。外鼻发育一般女性到13岁、男性到15岁基本完成。青春期时，最好是在牙槽突裂植骨和正畸代偿治疗完成的基础上进行，但对于仍需接受正颌外科手术治疗颌骨畸形的患者，鼻唇二期整复术应该推迟到成人期正颌手术之后进行。

本章编剧：朱嘉康

22 青春期唇腭裂患者的心理特点与需求

前情提要：转眼间，当年在口腔医院就诊的康康、健健那群孩子都已经长成小大人了。这天，家长们都接到了小天的电话，说王医生准备了一场讲座，希望他们能到场参加……

时间：康康16岁

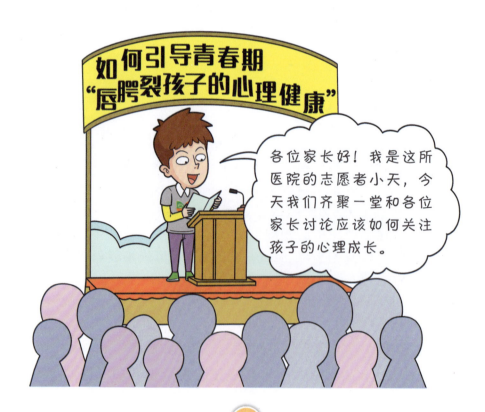

22 青春期唇腭裂患者的心理特点与需求

自打进入青春期，我就感觉到康康越来越敏感了。虽然他不说，但是能看出来他很在意周围人对他的看法，有时候脾气来了还会逆反。

我家健健反而是太内向了。可能是因为天生缺陷就觉得自己比别人差，总是不喜欢和同学打交道，也不愿意参加集体活动。

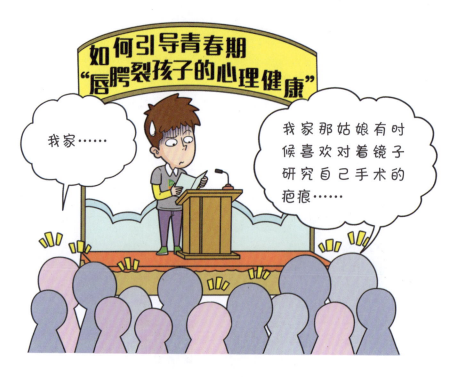

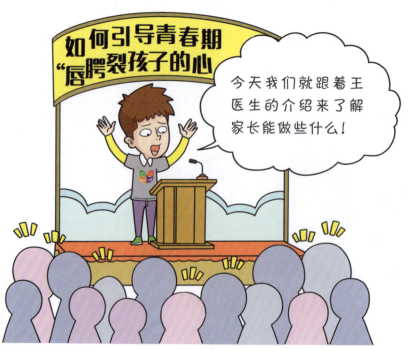

22 青春期唇腭裂患者的心理特点与需求

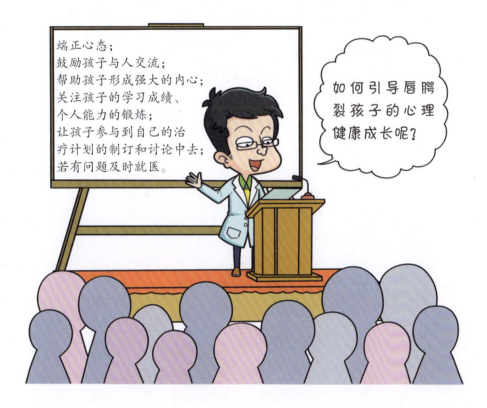

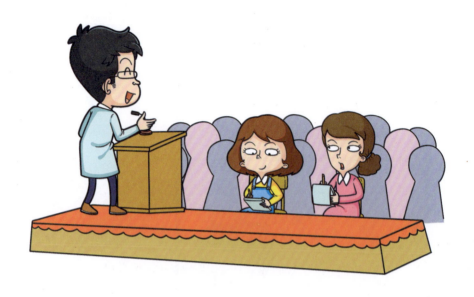

一个半小时后……

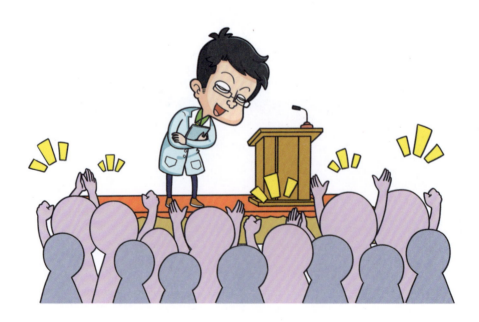

22 青春期唇腭裂患者的心理特点与需求

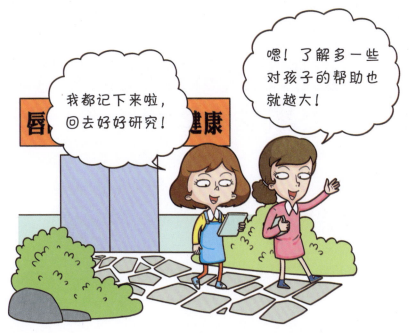

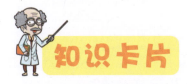

对于"如何引导唇腭裂孩子的心理健康成长"这个问题,家长可以做到以下几点:

1. 首先应端正心态。既不能因为孩子有先天缺陷而认为孩子低人一等,也不能刻意过分保护,骄纵、溺爱孩子。
2. 多鼓励孩子与同龄人交流,参加社会性的活动。
3. 帮助孩子形成强大的内心,学会包容不公,看淡歧视,知道通过增强自身能力来获得他人的肯定。
4. 关注孩子的学习成绩、个人能力的锻炼。
5. 让孩子参与到自己的治疗计划的制订和讨论中去。
6. 若是发现孩子出现自闭、暴躁等严重心理问题,应及时寻求心理医生。

本章编剧:朱嘉康

23 是不是所有唇腭裂患者都需要做正颌手术？

前情提要：18岁的康康已经在悄悄关注颜值的问题了。青春灿烂的时光里总是藏着少年的一些小心思……

时间：康康18岁，高考结束

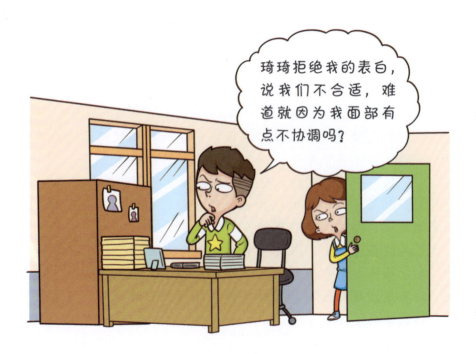

23 是不是所有唇腭裂患者都需要做正颌手术？

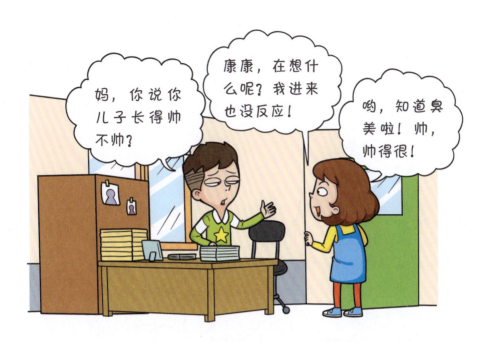

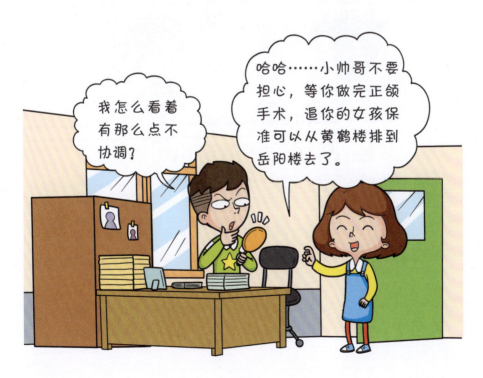

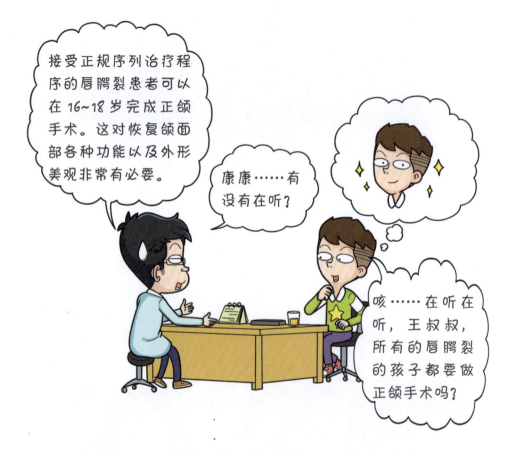

23 是不是所有唇腭裂患者都需要做正颌手术？

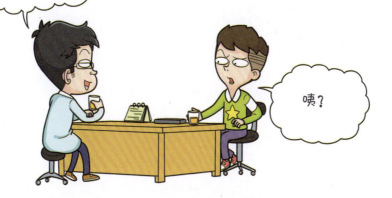

这个要视情况而定了。

咦？

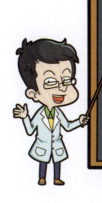

其实在早期的唇腭裂治疗中是不包括正颌外科治疗内容的。但是随着人们对美观需求的提高，唇腭裂序列治疗的概念不断深入人心，人们已经不再满足于简单的裂隙关闭，而是更多地关注于咀嚼功能、语言功能以及颜面部美观等问题。

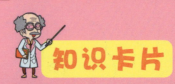 知识卡片

唇腭裂患者常伴有上颌骨发育不良，导致上下颌骨不协调，面中份塌陷。

正颌外科手术解决的是各种颌骨发育和继发畸形，而这正是恢复颌面部各种功能以及外形美观的基础。常规正颌外科手术必在上下颌骨发育完成以后进行，通常女性稍早男性稍晚，平均在16~18岁完成手术治疗。部分患者则需制订个性化方案，如：

1. 颌骨发育相对滞后的患者治疗时间也要相应延迟。

2. 对于未经治疗的牙槽突裂的患者应该在牙槽突裂植骨手术后6~8个月再行正颌外科手术。

3. 有些并存牙槽突裂的患者由于一般条件较好，没有过多的裂隙部位软组织缺损，也可以考虑同期施行正颌外科手术和牙槽突裂植骨手术。

4. 对于早期即存在严重面中部发育不足的患者，可以在更早时间进行颌骨发育的干预，并且再次进行正颌手术才能取得比较好的手术效果。

本章编剧：朱嘉康

24 如何面对唇腭裂的治疗效果？

前情提要：康康来医院做检查，在医院公园里碰到了暖暖，暖暖坐在长椅上沮丧地低着头。

时间：康康 18 岁　暖暖 12 岁

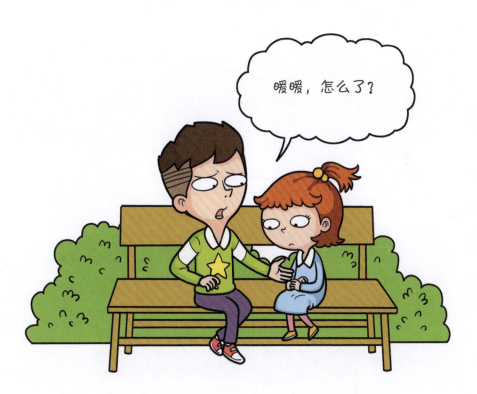

暖暖，怎么了？

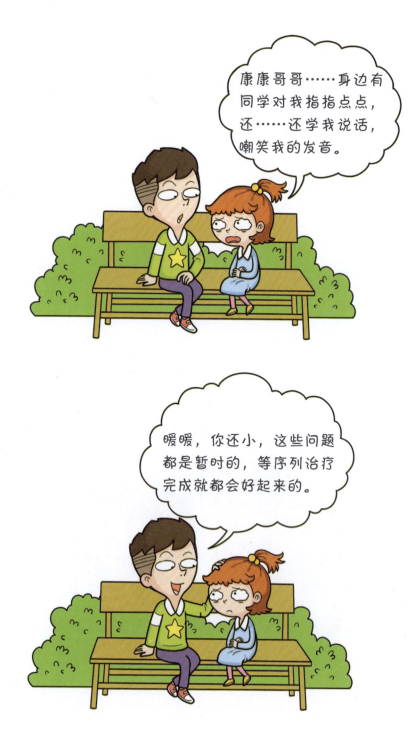

24 如何面对唇腭裂的治疗效果？

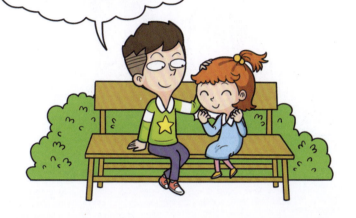

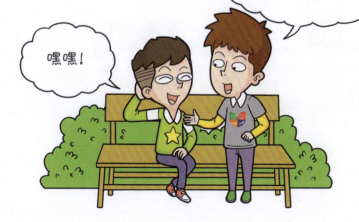

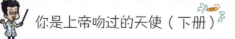

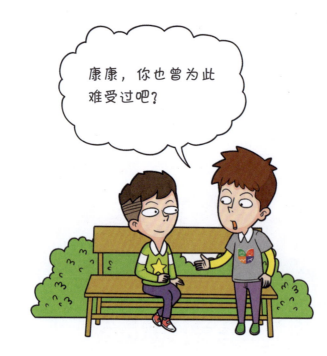

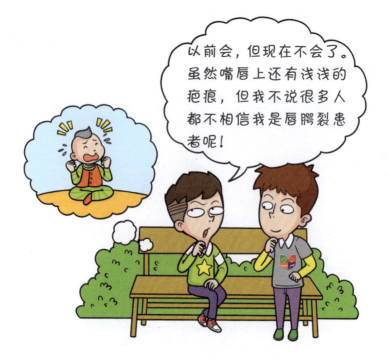

24 如何面对唇腭裂的治疗效果？

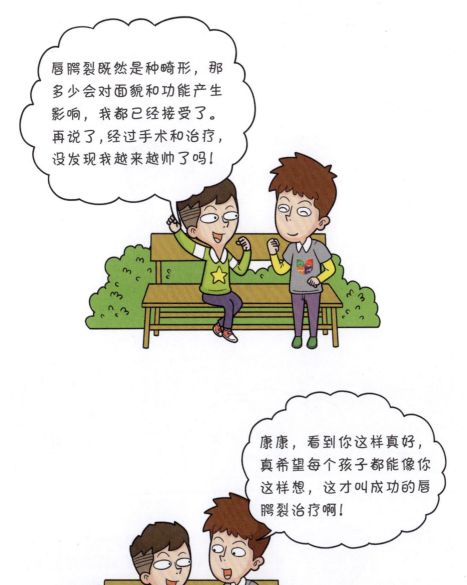

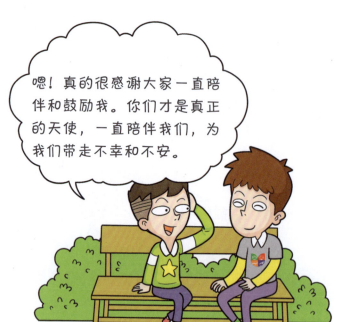

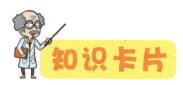

　　唇腭裂治疗的最终目标是帮助患者尽可能恢复其作为社会人的属性，这包括专业人士所注重的容貌、语音、听力和牙颌面发育等方面效果和患者与父母所关心的其他方面问题（如心理的需求、社会的接纳程度等）。尽管唇腭裂治疗不能使患者达到十全十美的效果，但所有序列治疗的工作都应该为患者建立起正常的心理服务，患者的心理健康是唇腭裂治疗的最终目标。腭裂患者的心理健康，是指患者懂得唇腭裂发生与治疗的医学原理，以及畸形对人体形态及功能影响的有限性，积极配合并完善序列治疗，将自身注意力从对局部形态效果的关注引导到对整体行为的关注，家长与患者能正视并合理安排患者的工作和生活的行为方式，最终使患者像普通人一样在社会中相处。

本章编剧：朱嘉康

结语：爸爸妈妈，我想对你们说……

结语：爸爸妈妈，我想对你们说……

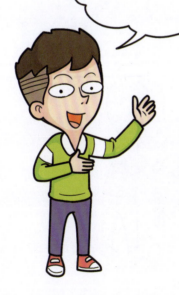

我是一个先天唇腭裂的孩子，亲爱的爸爸妈妈，我有一些话想要对你们说……

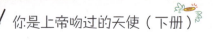

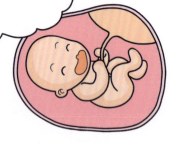

很开心你们将我带到这个世界上。尽管,我是一个带着上帝的吻痕的孩子。

但我并不自卑,因为这样的不同,让我享受到了比别人更多的关注和疼爱。

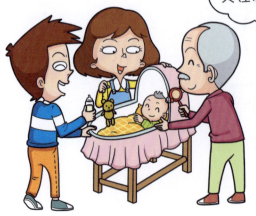

结语：爸爸妈妈，我想对你们说……

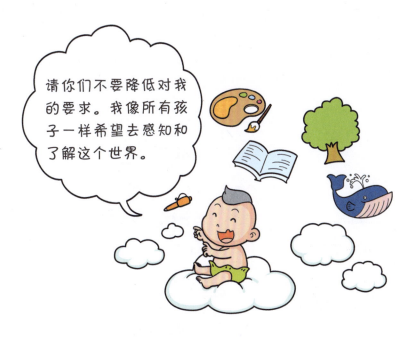

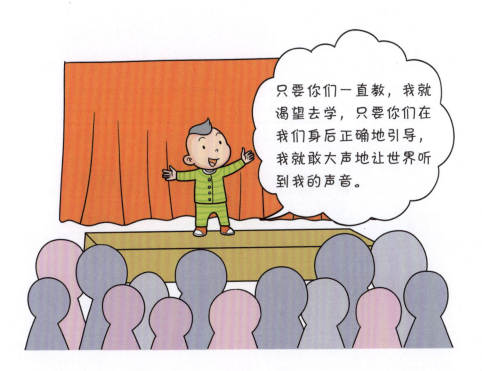

你是上帝吻过的天使（下册）

小时候，我可能还不懂事，需要你们为我思前想后，安排一系列的治疗和训练。

可是等我渐渐长大了，我一定会和你们一起努力，主动去训练自己的发音，让那些问题都不再是问题。

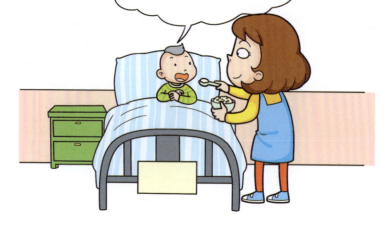

结语：爸爸妈妈，我想对你们说……

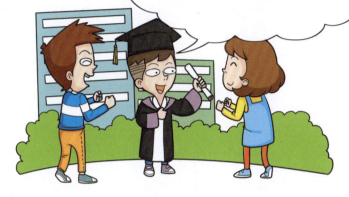

我相信通过治疗和你们的耐心呵护，我一定可以和普通人一样拥有精彩的人生和灿烂的未来。

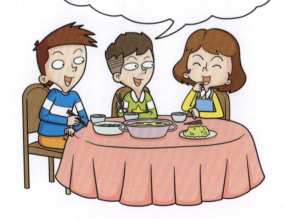

爸爸妈妈，我很幸运能成为你们的孩子，感谢你们赐予我来到这个世界的机会，并耐心守护我成长！

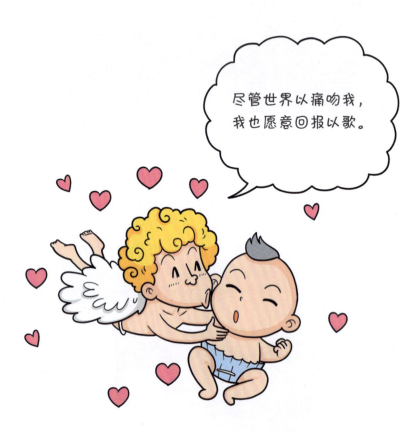